CONSIDÉRATIONS

SUR

L'UTILITÉ DES EAUX MINÉRALES

DE SIERCK

CONSIDÉRATIONS

SUR L'UTILITÉ

DES

EAUX MINÉRALES

CHLORO-SODIQUES BROMURÉES

DE SIERCK

DANS LE TRAITEMENT DES AFFECTIONS SCROFULEUSES

PAR

LE DOCTEUR WARIN

Médecin des Hôpitaux civils de Metz, Médecin de l'administration des Douanes
Membre de la Société des Sciences médicales de la Moselle, etc.

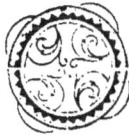

METZ

TYPOGRAPHIE ROUSSEAU-PALLEZ, ÉDITEUR

LIBRAIRE DE L'ACADÉMIE IMPÉRIALE

RUE DES CLERCS, 14

1864

CONSIDÉRATIONS

SUR

L'UTILITÉ DES EAUX MINÉRALES

CHLORO-SODIQUES BROMURÉES

DE SIERCK

DANS LE TRAITEMENT DES AFFECTIONS SCROFULEUSES

————

La scrofule est une maladie malheureusement fort commune dans la classe indigente de la ville de Metz, et il n'est même pas rare d'en rencontrer des cas nombreux dans nos campagnes, surtout dans certaines localités.

Ce petit travail n'est pas fait pour les médecins; le but que je me propose n'est pas d'écrire une monographie complète de cette affection. Mon seul dessein est de montrer à Messieurs les administrateurs, chargés à divers titres de veiller sur la santé et sur l'avenir des enfants confiés à leur vigilante tutelle, que la scrofule est une maladie difficile à guérir; qu'elle réclame un traitement fort long et fort dispendieux; que, de plus, étant héréditaire dans les familles, il importe beaucoup pour la santé publique de diminuer le nombre des scrofuleux qui pourraient léguer à leurs enfants ce triste héritage. Je n'ai donc point à étudier toutes les causes de la scrofule; je n'indiquerai que celles qui ont trait directement à l'objet de ce travail. Je ne parlerai ni des formes si nombreuses et si affreuses que revêt cette affection, ni du diagnostic, ni même des moyens généraux employés pour la combattre. Je dirai seulement combien les ressources de la thérapeutique sont parfois impuissantes pour en amener la guérison complète, afin de justifier le désir que j'émets de voir MM. les administrateurs de bienfaisance profiter des avantages précieux offerts par les eaux minérales de Sierck, pour le traitement de cette maladie.

M. le docteur Legrand, en 1856, dans le discours qu'il a prononcé, comme président de la Société des sciences médicales de la Moselle, a traité des causes de la scrofule à Metz, et notamment chez les indigents de la cinquième section. Cette étude est faite avec le talent sagace qui distingue cet honorable praticien. Comme médecin de charité de la cinquième section qui lui était alors confiée, il avait eu à obsérver et à traiter un grand nombre de scrofuleux.

Je ne veux pas analyser ce travail, et me contenterai de dire que l'humidité des logements, le peu d'air qu'on y respire, l'absence de soleil, sont, après l'hérédité, les causes qui favorisent le plus souvent le développement de ces affection strumeuses: qu'on les appelle scrofule, rachitisme, écrouelles, carreau, etc., peu importe! Je ne veux pas non plus chercher ici à établir les caractères différentiels qui les distinguent; je les désignerai sous le nom générique de scrofule, afin de ne pas compliquer, mais bien de simplifier le sujet que je désire traiter. Je ne chercherai pas davantage à faire connaître le rapprochement qu'on peut établir entre le lymphatisme prononcé et la scrofule; je n'aspire qu'à démontrer la nécessité de recourir à des moyens certainement efficaces, mis par la nature à notre disposition pour guérir cette affreuse maladie, qui se perpétue de générations en générations; et Fernel a dit avec raison : *Senes et valetudinarii imbecilles filios vitiosa constitutione gignunt.*

Pour établir approximativement le nombre des enfants scrofuleux appartenant à la classe indigente, il me suffira d'indiquer la statistique des admissions des enfants scrofuleux à l'hospice Saint-Nicolas pendant la période décennale de 1851 à 1860.

Mouvement du traitement des scrofuleux, de 1851 à 1860, à l'Hospice Saint-Nicolas.

Années.	Restant au 1er Janvier.	Entrés.	Sortis.	Décédés.	Restant au 31 Décembre
1851	50	50	55	1	44
1852	44	27	43	"	28
1853	28	42	22	"	48
1854	48	31	39	1	39
1855	39	25	29	4	31
1856	31	29	14	1	45
1857	45	19	28	2	34
1858	34	31	25	"	40
1859	40	22	26	1	55
1860	55	11	12	"	34
Totaux.	394	287	293	10	378

Ainsi, en dix ans, on compte à Saint-Nicolas 337 enfants scrofuleux en traitement; ils ont nécessité la dépense d'une somme de 114,183 fr. 30 c. pour 155, 572 journées de traitement.

Grâce à l'extrême obligeance de M. Charles Jacob, administrateur du bureau de bienfaisance, j'ai pu connaître le chiffre de la dépense faite par cette administration pour l'huile de foie de morue, et me procurer des renseignements généraux de statistique médicale. Ainsi, ce remède qui, on le sait, est donné principalement aux enfants faibles ou infirmes, a coûté à cet établissement, pour les

années 1858, 1859, 1860, 1862 et 1863, une somme de
4,227 fr., 85 cent. Par là, je me suis convaincu que le
nombre des enfants qui font usage de ce médicament dans
la ville de Metz est très considérable. Je n'entends point
assimiler à des scrofuleux tous les enfants pour qui on
emploie l'huile de foie de morue, mais au moins chacun
m'accordera que si ce médicament est conseillé à un
enfant, c'est qu'il est d'une faible constitution ; et je ne
veux pas dire avec certains esprits peu réfléchis : « Affaire
de mode. » Hélas ! la mode fait faire chaque jour sous nos
yeux bien des excentricités ; mais admettre que son empire
impose à tant de parents la triste obligation de faire avaler
à leurs enfants un médicament si désagréable, cela n'est
guère possible.

En 1842, lorsque le service de la médecine cantonale fut
organisé dans notre département, j'avais été chargé d'en
remplir les fonctions pour les communes rurales des trois
cantons de Metz. Je sais ainsi que, dans certaines communes, on trouve un assez grand nombre de scrofuleux.
Dans d'autres circonstances, ayant été délégué par l'Administration supérieure, soit pour visiter les malades dans
certaines épidémies, soit pour constater l'état mental des
individus qui m'avaient été désignés, j'ai pu me convaincre
qu'on rencontre souvent de ces êtres si malheureusement
constitués.

Si on examine les populations des centres manufac-
turiers, on est frappé de l'étiolement, de la débilité des
constitutions, et surtout du contraste que produisent ces
faibles tempéraments avec les constitutions vigoureuses
qu'on trouve dans les villages exclusivement occupés de
travaux agricoles.

Du reste, chaque année, lors des tournées du conseil de
révision, ce que j'avance doit être constaté. Il serait curieux

de faire sur cette question des recherches qui, pleines d'intérêt, seraient aussi d'un grand enseignement. MM. les membres du conseil de révision, quand ils voient se présenter devant eux de jeunes conscrits si peu aptes au service militaire, attristés de ce spectacle et frappés de l'aspect des populations de certaines localités industrielles, ont dû souvent se dire avec Horace : *Fortes fortibus creantur.*

Le devoir des médecins des hôpitaux civils, comme celui de tous les médecins honorés de la confiance d'une grande administration, est non-seulement de guérir les malades confiés à leurs soins, par tous les moyens thérapeutiques et hygiéniques que la science enseigne, mais aussi de faire connaître à MM. les Administrateurs, chargés des divers services publics, toute combinaison nouvelle qui permettrait d'obtenir des résultats analogues, en diminuant les frais de traitement. En un mot, le médecin de charité a pour mission de faire avec le moins de frais possible tout le bien possible. L'expérience a démontré que souvent il faut plusieurs années d'un traitement parfaitement approprié pour combattre avec succès la diathèse scrofuleuse. Il suffit pour s'en convaincre de connaître la moyenne de la durée du traitement des enfants scrofuleux admis à l'hospice jusqu'à guérison.

Si, comme nous le démontrerons, les eaux de Sierck doivent agir énergiquement pour combattre cette affreuse maladie ; si, par ce traitement minéral, qui s'adapte parfaitement à toutes les indications thérapeutiques, on arrive à guérir les scrofuleux plus promptement et plus sûrement que dans un hospice, il ne saurait y avoir d'hésitation de la part de MM. les administrateurs, puisque, en plaçant à Sierck ces malheureux enfants, les chances de succès de la cure seraient augmentées et les dépenses diminuées.

En 1853, M. le Préfet de la Moselle demanda à la Société

des sciences médicales une étude des eaux de Sierck qui permit d'en apprécier la valeur. Ayant eu l'honneur de faire partie de la Commission, je me chargeai d'expérimenter ces eaux minérales chloro-sodiques, et de rendre compte du résultat de mes recherches. Naturellement, j'ai suivi depuis avec attention tout ce que l'on a écrit sur les eaux de Sierck. En effet, d'honorables praticiens expérimentaient de leur côté ces mêmes eaux, et je voulais savoir s'ils arrivaient aux mêmes conclusions.

Les eaux de Sierck, par leur composition chimique, étaient naturellement indiquées pour combattre la diathèse scrofuleuse, puisque les sources qui, par leur minéralisation, se rapprochent de ces eaux : Wildegg, Soden, Kreutznach, Hall, Salins et Nauheim, sont depuis de longues années utilisées avec succès dans les maladies scrofuleuses.

J'ai formulé le résultat de mes expériences dans les quatre propositions suivantes :

1° Sous l'influence de l'eau de Sierck, prise en boisson, les ulcères scrofuleux se sont cicatrisés promptement;

2° Sous la même influence, la résolution des engorgements ganglionaires a été assez active;

3° Presque toujours l'état des scrofuleux s'est amélioré d'une manière notable par l'usage persévérant de ces eaux;

4° La menstruation, souvent difficile chez les filles scrofuleuses *(dysménorrhée)*, a été quelquefois heureusement modifiée.

J'ai eu la satisfaction de voir mon honorable collègue des hôpitaux civils, Monsieur le docteur Maréchal, obtenir des résultats qui venaient corroborer les faits que j'avais constatés. Ce praticien éminent avait, en 1853, à l'hôpital Bon-Secours, fait boire des eaux de Sierck à plusieurs malades, et ses observations ont été consignées dans le rapport de la Commission de la Société des sciences médicales. MM. les

docteurs Saunois et Dieu ont aussi recueilli des faits analogues. Depuis lors, beaucoup de médecins employèrent les
eaux de Sierck avec succès; je citerai particulièrement les
observations si consciencieuses publiées par MM. les docteurs Rudolphi, de Benfeld, et Jœnger, de Colmar.

Ces mémoires pleins d'intérêts, de nos savants confrères
de l'Alsace, ont été soumis à l'appréciation des Sociétés
médicales de Strasbourg et de Metz. Ayant été chargé par
cette dernière d'analyser cette communication importante,
et de lui faire connaître mon appréciation, je m'abstiendrai
de la consigner ici.

A Strasbourg, la Société de médecine a confié l'analyse
de ce travail à un homme bien compétent pour juger ces
questions d'hydrologie médicale, à M. le docteur Willemin,
médecin inspecteur-adjoint des eaux de Vichy. J'ai sous
les yeux le rapport qu'il a fait sur le Mémoire de MM. Rudolphi
et Jœnger, ayant pour titre: *Observations cliniques sur
l'emploi de l'eau minérale chloro-sodique bromurée de
Sierck.* C'est l'étude sur laquelle je m'appuierai volontiers
dans ce travail. J'ai le regret de ne pouvoir transcrire en
entier ce rapport fait à la Société de médecine de Strasbourg sur les quarante-cinq observations de M. Rudolphi,
sur les vingt-cinq autres de M. Jœnger, et sur les considé-
rations générales qui les accompagnent.

Je dirai seulement qu'après avoir rapproché l'analyse des
eaux de Sierck de celle des eaux analogues que possède
l'Allemagne, M. Willemin fait ressortir les faits suivants:
1o A Sierck la quantité de chlorure de sodium est égale à
celle qui se trouve dans les eaux si renommées de Kreutznach; 2o les eaux de Sierck contiennent trois fois autant
de bromure de potassium que ces dernières; proportion
d'une importance réelle puisque les auteurs sont géné-
ralement d'accord pour attribuer aux bromures une action

très-efficace dans la thérapeutique à conseiller pour les maladies scrofuleuses.

Je ne puis me dispenser de citer ici textuellement les passages de cet important travail qui ont trait à mon sujet : « Si nous rapprochons, dit M. Willemin, les résultats obtenus à Benfeld et à Colmar de ceux qui ont été notés par MM. Maréchal, Warin, Saunois et Dieu, l'efficacité des eaux de Sierck me semble clairement démontrée dans toutes les variétés de l'affection scrofuleuse...... »

Il dit en terminant : « Ce qui me semble évident dès maintenant, c'est que la France et l'Alsace en particulier ne seront plus tributaires de l'Allemagne pour la guérison des affections strumeuses ou à prédominance lymphatique, si communes chez notre population. S'il s'agit d'aller passer une saison aux eaux, je conçois que l'on recherche l'une de ces stations thermales où l'on fait tant chaque jour pour l'agrément des étrangers, et Sierck ne possède pas encore d'établissement de bains. »

. . . .

« Je crois qu'il y a lieu, dès aujourd'hui, à employer avec confiance l'eau de Sierck, qui s'est montrée très efficace dans la grande classe des affections strumeuses, contre lesquelles on emploie depuis longtemps avec succès des eaux analogues, quoique moins richement minéralisées.... »

Si (et les observations cliniques recueillies dans notre département et en Alsace l'établissent d'une manière irréfutable) les eaux de Sierck, prises loin de la source, ont une grande puissance thérapeutique dans les affections scrofuleuses, combien plus il serait favorable pour les mêmes malades de pouvoir prendre sur place ces eaux minérales. Dans une cure hydro-minérale, il ne suffit pas toujours de faire usage de l'eau en boisson, souvent aussi les bains peuvent être utilisés.

Évidemment si les scrofuleux, auxquels les eaux de Sierck ont rendu tant de services, avaient pu les boire à la source, ils auraient vu leur état s'améliorer beaucoup plus vite, car les eaux auraient eu alors toute leur activité médicatrice, et les bains qui, dans ces circonstances, peuvent souvent être pris avec succès, auraient aidé à la guérison. Si on ajoute aux avantages précieux que les malades recueilleraient à faire usage des eaux à la source même, les bienfaits non moins grands de l'insolation et de l'exercice en plein air, on se demande si les administrations charitables n'auraient point à étudier cette importante question, à savoir : Au point de vue de la santé des enfants et même d'une bonne administration, ne serait-il pas utile de placer à Sierck, pendant les mois d'été, les enfants dont la constitution scrofuleuse et débile réclame des soins tout particuliers ?

Sous l'influence de mauvaises conditions hygiéniques, l'enfant subit bientôt les embarras d'une croissance difficile, il s'étiole. Aussi, le soumettre à l'action bienfaisante d'un air pur, riche en oxigène, d'un exercice salutaire et d'une fréquente insolation, c'est le moyen le plus efficace et le plus rationnel de lui rendre de la force et de la vie. Bien évidemment c'est à ces constitutions débiles que s'appliquent ces mots de Pline : *Sol est remediorum maximum.*

Lorsque cette question sera mûrement étudiée, je suis en droit d'espérer une solution favorable, car il ne faudrait pas voir dans cette mesure une innovation. De grandes administrations hospitalières sont entrées dans cette voie depuis longues années. Ainsi à Paris, l'administration de l'assistance publique envoie les enfants malades dans les hospices de Breck (Pas-de-Calais), et de Forges-lès-Bains (Seine-et-Oise) ; il existe même des traités passés entre ces administrations hospitalières, et des règlements où tout est prévu pour le service intérieur.

Une fois qu'un examen sérieux aura fait reconnaître l'utilité de ce projet, on devra nécessairement rechercher les moyens de l'accomplir. La question financière est ici d'une grande importance.

Si la ville de Sierck avait un hospice, l'étude serait des plus simples, mais malheureusement elle n'a même pas une *Maison de Charité-Napoléon*, création récente qui doit, dans l'avenir, rendre des services signalés aux populations rurales.

Pourquoi donc la ville de Sierck, qui a bien son importance, ne serait-elle point aussi favorisée que d'autres petites villes de notre département? Il existe même, si j'ai bon souvenir, à l'entrée de Sierck, quand on s'y rend par Thionville, un vaste bâtiment, autrefois occupé par la douane, et qui aujourd'hui appartient à la ville. Il me semble qu'il serait facile d'en tirer parti pour y installer un hospice ou une Maison de Charité-Napoléon. Ne trouverait-on pas aussi dans les anciennes dépendances du château-fort des bâtiments qui pourraient être utilisés? Peut-être même y en a-t-il encore d'autres dans la ville?

Si j'ai tout d'abord parlé de la maison qu'occupait la douane, c'est qu'elle est située très-favorablement pour le but que je voudrais atteindre : peu éloignée des habitations. à l'entrée de Sierck, cette maison est presque isolée et se trouve précisément sur le chemin qui conduit à la source minérale, dont l'aménagement ne laisse rien à désirer. Malheureusement, il n'existe pas encore d'établissement pour l'exploitation de ces eaux minérales, mais leur propriétaire est un homme trop intelligent pour méconnaître son intérêt, et ne pas favoriser de tout son pouvoir la réussite de ce projet; d'autant plus que pour le réaliser il suffirait de créer une salle de bains qui pourrait contenir un petit nombre de baignoires.

L'administration départementale favorisant la création à Sierck d'une maison de Charité-Napoléon, il serait alors facile à l'administration des hospices civils de Metz d'entrer dans la voie que j'indique ; la ville de Sierck de son côté y est fortement intéressée : tout serait à son avantage.

Outre les enfants malades que les hospices civils de Metz pourraient placer à Sierck, on serait en droit de compter sur d'autres enfants que l'administration des bureaux de bienfaisance de Metz et d'autres communes y enverraient aussi ; car il ne faut point se dissimuler que les enfants scrofuleux, débiles et infirmes, coûtent à ces établissements charitables, non-seulement le prix des médicaments qu'ils fournissent, mais encore la valeur des secours de toute nature que l'on donne à la famille. La charité publique elle-même interviendrait, et l'on placerait là de petits pensionnaires auxquels s'intéresseraient certainement des personnes bienfaisantes.

Il y a déjà plusieurs mois que j'ai entretenu de ce projet Monsieur le docteur Rousset. Comme il est inspecteur des enfants trouvés et du service de la médecine cantonale, il m'a paru convenable d'appeler son attention sur cette étude, et de lui parler des moyens de la mener à bonne fin. Cet honorable confrère accueillit favorablement mes ouvertures; les avantages lui parurent incontestables. Il ne faut plus que rechercher et déterminer le meilleur mode d'exécution.

Si aujourd'hui je n'ai parlé que des avantages de l'administration des eaux de Sierck dans les affections que j'ai désignées sous le nom générique de scrofules, il ne faudrait point en conclure que ces eaux minérales ne pourraient remplir d'autres indications thérapeutiques, et ne sauraient être utilisées dans d'autres maladies. Je crois au contraire qu'elles sont appelées, dans l'avenir, à jouir d'une grande vogue, qu'elles justifieront par les cures nombreuses qu'elles procureront dans des états pathologiques fort divers.

Il est impossible que des eaux si heureusement minéralisées, situées dans une vallée délicieuse, près du cours de la Moselle qui offrirait tant de ressources et de distractions aux malades, ne soient un jour appréciées comme elles le méritent ; et personne ne peut douter que plus tard on ne crée un vaste établissement balnéaire dans ce charmant site du département de la Moselle, où les meilleures conditions hygiéniques semblent unies à souhait aux charmes d'une nature accidentée, riante et pittoresque.

Que de stations hydro-minérales, aujourd'hui très fréquentées, n'avaient, pour faire naître la célébrité qu'elles ont acquise, ni la richesse, ni l'importance de la minéralisation des eaux de Sierck, ni la beauté de ce délicieux pays.

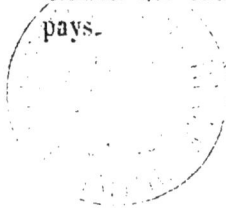

www.ingramcontent.com/pod-product-compliance
Lightning Source LLC
Chambersburg PA
CBHW050417210326
41520CB00020B/6641